AKADEMIE DER WISSENSCHAFTEN UND DER LITERATUR

ABHANDLUNGEN DER
MATHEMATISCH-NATURWISSENSCHAFTLICHEN KLASSE
JAHRGANG 1979 · Nr. 4

Aufgaben und Ziele einer Krebsforschung am Menschen

von

GEORG DHOM

Mit 10 Abbildungen

AKADEMIE DER WISSENSCHAFTEN UND DER LITERATUR · MAINZ
FRANZ STEINER VERLAG GMBH · WIESBADEN

CIP-Kurztitelaufnahme der Deutschen Bibliothek

Dhom, Georg:
Aufgaben und Ziele einer Krebsforschung am Menschen: [vorgetragen in d. Plenarsitzung am 16. Februar 1979] / von Georg Dhom. – Mainz: Akademie der Wiss. u. d. Literatur; Wiesbaden: Steiner, 1979.

(Abhandlungen der Mathematisch-Naturwissenschaftlichen Klasse / Akademie der Wissenschaften und der Literatur; Jg. 1979, Nr. 4)
ISBN 3-515-03247-9

Vorgetragen in der Plenarsitzung am 16. Februar 1979,
zum Druck genehmigt am selben Tage, ausgegeben am 30. November 1979

© 1979 by Akademie der Wissenschaften und der Literatur, Mainz
DRUCK: HANS MEISTER KG, KASSEL
Printed in Germany

Aufgaben und Ziele einer Krebsforschung am Menschen

GEORG DHOM

Die moderne Krebsforschung* ist heute zu einem riesigen, multidisziplinären Unternehmen herangewachsen. An den 1974 von Ekkehard Grundmann (1) herausgegebenen Teilbänden über die Geschwülste im Handbuch der Allgemeinen Pathologie sind 45 Gelehrte aus 8 Ländern beteiligt, nur um die allgemeinen Grundlagen der Geschwulstforschung darzulegen. Pathologen, Biochemiker, Biophysiker, Immunologen, Virologen, Epidemiologen – viele Disziplinen sind darin bemüht, diejenigen Kenntnisse auszubreiten, die bis heute zum Verständnis der Tumorentstehung und Tumorentwicklung erarbeitet werden konnten. Zahlreiche Tiermodelle sowie in vitro Experimente an Zellkulturen haben wichtige Einsichten geliefert. Die Zahl der geprüften potentiell cancerogenen Substanzen ist kaum noch überschaubar. Ich möchte mich aber mit Ihnen nicht in den Laboratorien und Tierhäusern dieser Grundlagenforschung aufhalten, ich will vielmehr die Frage stellen, die sich bei der Betrachtung solcher experimenteller Modelle aufdrängt: Wie kann man denn – unabhängig vom Tierexperiment – die menschlichen Krebserkrankungen erforschen und ihre Bekämpfung fördern? Welche Möglichkeiten, welche Aufgaben und Ziele hat eine Krebsforschung am Menschen? Ist es doch klar – und jeder Experimentator ist sich dessen bewußt – welche Grenzen der Vergleichbarkeit eines tierexperimentellen Modells mit dem tumorkranken Menschen bestehen. Der Mensch von heute ist in eine komplexe Umwelt mit den vielfältigsten Einflüssen und Lebensgewohnheiten hineingeboren, mit einer genetischen Konstitution, die für jeden Menschen einzigartig genannt werden darf. Obwohl es natürlich gewisse parallele Gesetzmäßigkeiten zwischen dem tierexperimentellen Modell und den Tumorerkrankungen des Menschen gibt, so muß die Entwicklung einer menschlichen Krebserkrankung doch unter ganz anderen Voraussetzungen ablaufen, wie die Induktion eines Tumors in einer Inzucht-Ratte, deren Stamm seit Generationen exakt gleich-

---

* Prof. Dr. med. Heinrich Lüdeke zur Vollendung des 70. Lebensjahres in Dankbarkeit gewidmet.

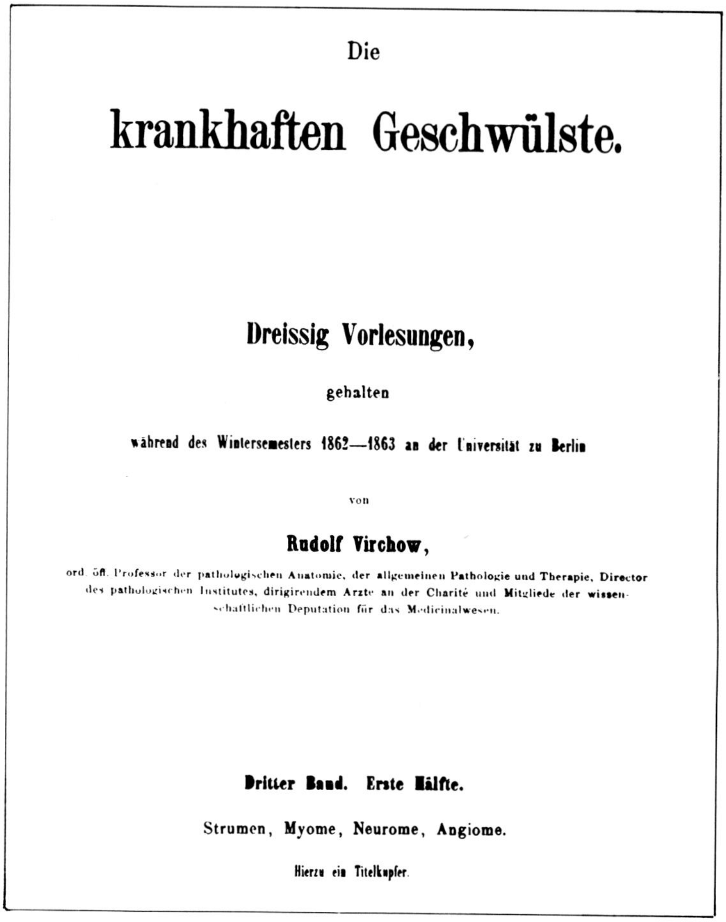

> Die
>
> # krankhaften Geschwülste.
>
> **Dreissig Vorlesungen,**
>
> gehalten
>
> während des Wintersemesters 1862—1863 an der Universität zu Berlin
>
> von
>
> **Rudolf Virchow,**
>
> ord. öfl. Professor der pathologischen Anatomie, der allgemeinen Pathologie und Therapie, Director des pathologischen Institutes, dirigirendem Arzte an der Charité und Mitgliede der wissenschaftlichen Deputation für das Medicinalwesen.
>
> **Dritter Band. Erste Hälfte.**
>
> Strumen, Myome, Neurome, Angiome.
>
> Hierzu ein Titelkupfer.

Abb. 1: R. Virchow: Die krankhaften Geschwülste. Titelblatt. Berlin 1862/63.

bleibenden Bedingungen des Futters, der Beleuchtung, der Temperatur und der Stress-Situation ausgesetzt ist! Die Ursachenforschung der menschlichen Krebserkrankungen wird also noch ganz anderer Wege bedürfen, um zu gesicherten Erkenntnissen zu gelangen. Krebsforschung am Menschen heißt aber auch ganz praxisbezogen Erforschung ihrer bestmöglichen Diagnose und Therapie. Meine Ausführungen werden daher sehr stark von der Alltagserfahrung eines Pathologen bestimmt sein.

Wir sprechen mit Bedacht im Plural: Von den Geschwulsterkrankungen. Erlauben Sie mir einen sehr simplen Vergleich: Stellen Sie sich einen großen zoologischen Garten vor. Wenn Sie den Zoodirektor auffordern: „Zeigen Sie mir ‚das Tier',‟ so wird er Ihnen verständnislos antworten: „Welches? Wir haben mehrere hundert verschiedene!" So müßte auch ich auf die Frage nach dem menschlichen Krebs sagen: „Welchen? Wir haben hunderte verschiedene!" Wir brauchen zunächst also eine Systematik der Geschwülste des Menschen. Eine solche Systematik wurde in ihren wesentlichen Zügen schon von den Pathologen des vorigen Jahrhundert erarbeitet: so etwa von Rudolf Virchow (2) in seinem Werk: „Die krankhaften Geschwülste" (Abb. 1). Das Prinzip dieser Systematik war mit der Einführung des Mikroskops in die Gewebelehre von vornherein gegeben und es wurde bis heute unverändert beibehalten: Es ist das histogenetische Prinzip.

Die Geschwulstzelle ist immer eine abgewandelte Körperzelle und ihre genetische Information führt dahin, daß ihre Struktur – ja zum Teil auch ihre Funktion – der des Ausgangsgewebes mehr oder weniger ähnlich ist. Nicht nur der Typ der Einzelzelle, sondern auch der Bauplan des gesamten Geschwulstgewebes entsprechen dieser Information. So geht von der Muskulatur eine Muskelgeschwulst und vom Knorpel eine Knorpelgeschwulst aus. Vom Darmepithel drüsenbildende Geschwülste usw. Nur – daß diese Informationen oft mangelhaft sind, ja willkürlich erscheinen und so von dem einen und dem selben Gewebe jeweils ein Spektrum der verschiedensten Architekturen zu entstehen vermag, die einmal sehr wohlgeordnet sein können, ein ander Mal aber uns ganz abartig erscheinen. So ist es kein Wunder, daß jedes Gewebe eine Vielzahl von Geschwülsten produzieren kann. Manchmal sind sie nur für ein Organ spezifisch, während andere Tumoren mit gleicher Architektur in verschiedenen Organen auftreten. Die Beschreibung und Ordnung dieser verschiedenen Bilder ist von den Pathologen mit Hilfe des Lichtmikroskops seit eh und je geleistet worden und es ist auch heute unsere tägliche Aufgabe, die Tumoren des Menschen in jedem Einzelfall zu klassifizieren. In den vergangenen zwei Jahrzehnten hat aber diese Systematik und Klassifikation eine zunehmend größere praktische Bedeutung erlangt. Es handelt sich ja nicht nur darum, daß wir – wie in einem Pflanzenbuch – Klassen und Species unterscheiden, wir müssen von der Morphologie auch zur Prognose kommen. Das eindeutig Gutartige ist vom eindeutig Bösartigen zu unterscheiden – aber auch innerhalb der gesichert bösartigen Tumoren gibt es wiederum eine Skala der Malignität. Würde man nur den Einzelfall betrachten, so wird es schwerfallen, etwas über die Prognose zu sagen. Letztlich ist es nicht das histologische Bild, sondern das Schicksal des Patienten, das den Grad der Bösartigkeit eines Tumors bestimmt. Es kommt also darauf an, die morphologische Beobachtung mit dem Verlauf des Geschwulstleidens zu korrelieren. Hier lernt man sehr schnell, daß nicht die Meinung des einzelnen Betrachters, sein subjektiver Eindruck von einem bestimmten Befund maßgebend sein kann, vielmehr gilt nur die Summe aller Erfahrungen, die in die Waagschale zu werfen ist. Eine solche Summe an Erfahrungen kommt nur durch eine sehr sorgfältige langjährige Beobachtung des Verlaufs von Geschwulsterkrankungen des gleichen Typs zustande. Um zu einer einheitlichen Definition der Typen zu kommen, bedarf es aber international anerkannter Klassifizierungen. So ist es kein Wunder, daß wir uns heute mehr und mehr solchen international standardisierten Klassifikationen zu unterwerfen haben.

Wie kommen solche Standards zustande? Zunächst scheint es sich nur um ein Problem der Verständigung zwischen einem operativ tätigen Kliniker und dem Pathologen zu handeln. Der Chirurg oder Gynäkologe muß die gleichen Vorstellungen von dem Geschwulsttyp haben, den der Pathologe beschreibt. Von diesem gegenseitigen Verständnis hängt es in hohem Maße ab, welcher weitere Weg in der Therapie einzuschlagen ist. Dazu ein Beispiel: Bei Verdacht auf Bronchialkrebs wird eine Schleimhautbiopsie aus einem Bronchus entnommen. Der Pathologe schreibt an die Pulmonologische Abteilung zurück, es handele sich um ein kleinzelliges Carcinom. Dieses Urteil hat die Konsequenz, daß der Patient nur noch in den seltensten Fällen zur Operation kommt, sondern daß man sich auf eine Strahlen- und Chemotherapie beschränkt. Hätte das Urteil Plattenepithelkrebs gelautet, würden die Thoraxchirurgen alles daran setzen, diesen viel differenzierteren Tumor operativ zu beseitigen, der Patient hätte eine bessere und konkretere Dauerheilungschance. Wie kommen solche, das Einzelschicksal wahrlich bestimmenden Verhaltensnormen zustande? Natürlich nur durch langjährige Verlaufsbeobachtungen großer Fallserien unter exakt vergleichbaren Bedingungen. Die erste Bedingung ist, daß alle Beteiligten die gleiche Sprache benützen. Die Termini dazu lauten: staging und grading. Das will besagen, daß ein Tumor exakt nach seinem

Tabelle 1: (15) Histologische Klassifizierung der Schilddrüsen-Carcinome

A. Differenzierte Carcinome
   1. Folliküläres Carcinom
   2. Papilläres Carcinom
   3. Plattenepithel-Carcinom

B. Undifferenzierte Carcinome
   1. Spindelzell-Carcinome
   2. Riesenzell-Carcinome
   3. Kleinzellige Carcinome

C. Medulläres Carcinom
   (mit Stroma-Amyloid)

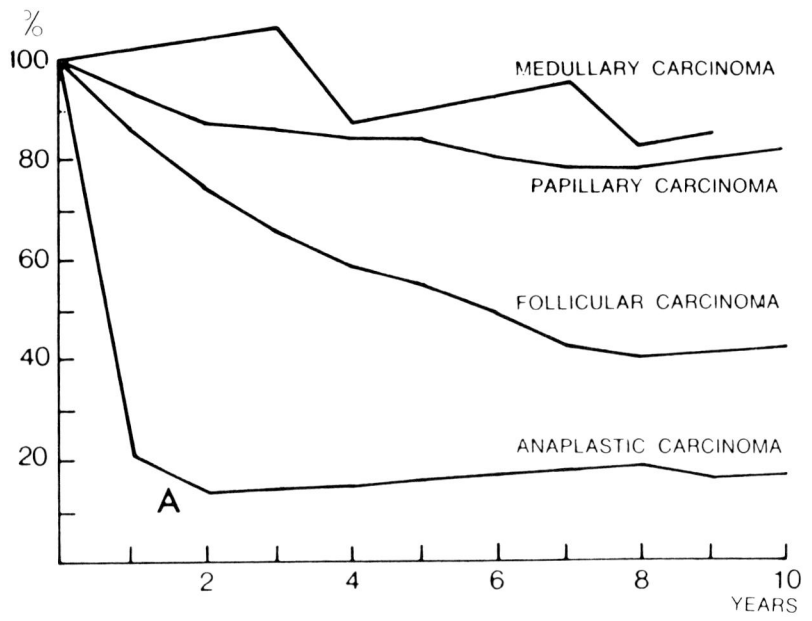

Abb. 2: 10-Jahres-Überlebensraten verschiedener Typen des Schilddrüsencarcinoms. Aus: Franssilla, 1971.

Stadium – also hinsichtlich seiner Ausbreitung – und ebenso exakt nach dem Grade seines histologischen Wachstums einzuteilen ist, bevor man daran gehen kann, die Therapie festzulegen und auf wissenschaftlicher Basis vergleichende Therapiestudien zu betreiben. Das bedeutet auch, daß sich eine solche Studie heute nicht mehr auf eine Klinik mit ihrem begrenzten Beobachtungsgut beschränken kann, daß es vielmehr kontrollierter Verbundstudien bedarf, an die heute oft 15–20 Kliniken angeschlossen sind. Diese haben sich einem strengen Protokoll zu unterwerfen. Je eingreifender und radikaler nämlich der therapeutische Ansatz ist, insbesondere auf dem Gebiet der Chemotherapie, um so strenger müssen bestimmte Regeln eingehalten werden. Die erste Regel ist ein exaktes staging und grading. Darum gibt es heute weltweite Bemühungen, insbesondere der UICC, der Union Internationale contre le Cancer, und der Weltgesundheitsorganisation.

Die WHO hat sich der Standardisierung der Tumornomenklatur seit 1956 angenommen und für die Geschwülste der verschiedenen Organe und Systeme Expertengremien mit 23 Referenzzentren und 300 Pathologen aus 50 Ländern gebildet. Bis heute sind 20 der berühmten kleinen blauen Bücher erschienen, die mit sehr knappem Text, mikroskopischen Bildern und dazugehörigen Dia-

Serien die beim Menschen vorkommenden Geschwülste benennen in den 4 Sprachen der WHO: Englisch, Französisch, Russisch und Spanisch (3). Die Festlegungen dieser Gremien sind natürlich nicht frei von nationalen und persönlichen Egoismen. Einzelne Klassifikationen sind daher hart umstritten und zweifellos weiter entwicklungsbedürftig. Trotzdem ist mit dieser zentral in Genf geleisteten Arbeit eine Basis der Verständigung geschaffen, die Vergleiche von Forschungsergebnissen über Ländergrenzen und Kontinente hinaus erlauben, wie sie bis dahin nicht möglich waren. Die Beteiligung deutscher Pathologen an dieser Arbeit ist rege, wobei es das hohe Verdienst unseres Altmeisters Herwig Hamperl ist, der deutschen Pathologie nach dem Krieg den Zugang in diese internationalen Gremien wieder geöffnet zu haben. Es ist schon angeklungen, daß die Klassifikation eng mit der Prognose einer Geschwulst verknüpft ist. So unterscheiden wir z. B. beim Schilddrüsenkrebs nach dem Vorschlag der WHO 7 verschiedene Typen (Tabelle 1). Jeder dieser Tumoren hat seine eigene Gesetzlichkeit. In unseren Kropfendemiegebieten überwiegt z. B. das differenzierte, follikuläre Carcinom. Mit seiner nun schon über Jahrzehnte bewährten Jodierung des Speisesalzes zur Kropfbekämpfung hat sich in der Schweiz das prognostisch günstigere papilläre Carcinom an die Spitze geschoben, das eine ganz andere Altersverteilung hat (4). Sehen wir uns die Prognose dieser verschiedenen Geschwulsttypen der Schilddrüse an (Abb. 2), so ergeben sich große Unterschiede, wie die Ergebnisse aus Finnland belegen (5).

Die Verantwortung des Pathologen bei der Primärdiagnose einer Geschwulst ist heute zweifelsfrei größer geworden. Dies ist in der heute viel stärker differenzierten Therapie begründet. Daher ist auch das Bedürfnis bei den Pathologen gestiegen, die eigene Beurteilung bei Problem- und Zweifelsfällen sowie bei selteneren Tumoren konsiliarisch durch jeweilige Experten überprüfen zu lassen. Vorbild ist hier das American Forces Institute of Pathology (AFIP) geworden. Hier bearbeiten Gruppen von Pathologen jeweils nur ein Organgebiet und erhalten praktisch aus der ganzen Welt diagnostische Problemfälle. In der Bundesrepublik haben sich in den vergangenen Jahren mehrere Referenz-Zentren oder Organregister gebildet, die spezielle Tumorfragen bearbeiten. Das älteste und bedeutendste davon ist zweifellos das Lymphknotenregister in Kiel unter Leitung von Karl Lennert. Die Arbeit des Kieler Registers hat mittlerweile zu einem ganz neuen Konzept der vielfältigen Tumoren des lymphatischen Systems geführt, das international große Aufmerksamkeit – wenn auch nicht überall bereits Anerkennung – gefunden hat. Es vergeht keine Woche, in der wir nicht Präparate zur diagnostischen Beratung an verschiedene Experten senden, am häufigsten bei Tumoren des lymphatischen Systems, des Skeletts und der Weichteile.

Umgekehrt erhalten wir selbst Präparate vorwiegend aus der Prostata und des Hodens mit der Bitte um diagnostische Beratung. Insgesamt hat sich hier in wenigen Jahren eine breite diagnostische Kooperation unter den Pathologen entwickelt, die natürlich den Patienten unmittelbar zugutekommt.

Wenn die histologische Primärdiagnose gestellt ist, so bedarf es im nächsten Schritt einer genauen Feststellung des Stadiums, in dem sich eine Geschwulsterkrankung befindet. Dabei stellen sich zunächst ganz simple Fragen, deren exakte Beantwortung aber im Einzelfall große Schwierigkeiten bereiten kann:

1. Ist die Geschwulst auf das primär befallene Organ begrenzt oder sind die Organgrenzen überschritten?
2. Sind regionäre Lymphknoten befallen?
3. Sind bereits Fernmetastasen gesetzt?

Um die Antwort auf diese Fragen wieder international vergleichbar zu machen, wurde von der UICC das TNM-System eingeführt (6). Dabei steht T für die Größe des Primärtumors, N für den Befall von Lymphknoten (Noduli

Tabelle 2: TNM-System

T_1	weniger als 2 cm ⌀, keine Hautfixation.
T_2	2–5 cm ⌀, Haut fixiert (peau d'orange), keine Pektoralisfixation.
T_3	5–10 cm ⌀, Haut infiltriert und/oder ulceriert, Pektoralisfixation.
T_4	über 10 cm ⌀, Hautbeteiligung auf das Gebiet über der Mamma beschränkt, Fixation des Tumorpaketes am Brustkorb.
N_0	Keine Lymphknoten.
N_1	noch bewegliche axilläre Lymphknoten,
N_2	fixierte, axilläre Lymphknoten,
N_3	supraklavikuläre Lymphknoten, Armödem,
M_0	keine Fernmetastasen,
M_1	Metastasen und Hautbeteiligung über die Mamma hinaus, Befall kontralateraler Lymphknoten.

lymphatici) und M für Fernmetastasen. Als Beispiel sei die TNM-Klassifikation des Brustkrebses in vereinfachter Form gezeigt (Tabelle 2). Mit Hilfe dieses Buchstabenschlüssels kann man jederzeit die Ausdehnung einer Geschwulst verbindlich beschreiben. Dabei muß natürlich Übereinstimmung darin bestehen, welche Methoden zur Feststellung etwa eines Lymphknotenbefalles oder der Ausbreitung eines Tumors im Organ benutzt werden. Das TNM-System ist für praktische klinische Belange geschaffen worden und so wurde vorausgesetzt, daß die Festlegung eines Tumorstadiums auch mit klinischen Methoden erreichbar sein müsse. Die exakte Aufarbeitung operativ entfernter geschwulsttragender Organe durch den Pathologen hat aber gezeigt, daß diese klinischen Methoden eine gewisse Fehlerquote haben, wobei insbesondere die Beteiligung regionärer Lymphknoten oft nur schwer zu erfassen ist. Bei bestimmten Tumoren sind die Kliniker heute daher dazu übergegangen, primär eine sogenannte Staging-Operation durchzuführen: So werden z. B. vor einer radikalen Prostatektomie oder einer Hochvoltbestrahlung bei Prostatacarcinom zuerst die regionären Lymphknoten operativ entfernt und histologisch auf das Vorhandensein von Metastasen untersucht, bevor weiter entschieden wird, welcher therapeutische Weg eingeschlagen werden kann. Die Entfernung einer Milz beim Patienten mit Lymphogranulomatose wird heute als Routineeingriff ausschließlich als sogenannte Staging-Operation durchgeführt, wenn die Diagnose einer Lymphogranulomatose einmal gestellt ist. Befall oder Nichtbefall der Milz nach sorgfältiger histologischer Aufarbeitung durch den Pathologen entscheidet über den weiteren therapeutischen Weg.

Die TNM-Klassifizierung wirft natürlich auch ein Licht auf die diagnostische Situation im Rahmen der sogenannten Krebsfrüherkennung. Im frühen Stadium ist fast jede maligne Geschwulst ein lokal begrenztes Geschehen, auch wenn wir uns darüber klar sind, daß bis zur klinischen Faßbarkeit eines Tumors eine vielleicht langjährige stumme Phase vorausgegangen ist. Ideal sollte also Früherkennung bedeuten, daß die so erfaßten Tumoren winzig klein sind und noch keine Metastasen gesetzt haben. Wie sieht es damit heute bei uns aus? Unser größtes Problem im Rahmen der heute leider so stark diffamierten Krebsfrüherkennung ist der Brustkrebs der Frau. Die Heilungschance sinkt auf 40 %, wenn bei Stellung der Diagnose bereits Lymphknotenabsiedelungen bestehen.

Im metastasenfreien Stadium I befanden sich unter den Patientinnen unserer Universitäts-Frauenklinik in den Jahren

        1960–1967   nur 24,6%
        1968–1972   33,4%
        1973–1974   38,9%
        1975–1977   40,3%

Obwohl also eine zunehmende Verbesserung der Situation zu erkennen ist, muß man die Lage doch als insgesamt unbefriedigend betrachten, denn immer haben noch mehr als die Hälfte unserer Frauen bei der Erstdiagnose bereits Lymphknotenmetastasen. Es wird erheblicher Anstrengungen aller Verantwortlichen bedürfen, um diese Situation, die mit soviel Tragik verbunden ist, zu verbessern.

Alles, was wir bis jetzt über Krebsforschung am Menschen berichtet haben, war rein praxisorientiert. Es ging im wesentlichen um die Beschreibung und Klassifikation der Geschwülste und deren internationale Standardisierung, vorzugsweise um eine differenzierte Therapie betreiben und vergleichende Therapiestudien durchführen zu können. Daß auch eine Kontrolle von Krebsfrüherkennungsprogrammen solcher Standardisierungen bedarf, wurde kurz angedeutet.

Die entscheidende Frage aber wurde noch nicht angeschnitten: Was wissen wir über die Ursachen dieser vielfältigen menschlichen Geschwulsterkrankungen und welche Methoden stehen hier der Krebsforschung am Menschen zur Verfügung? Diese Methoden gibt uns die epidemiologische Krebsforschung an die Hand. Sie untersucht das Auftreten der Krebserkrankungen in einer Population, vergleicht diese Geschwulsterkrankungen in verschiedenen Bevölkerungsgruppen und unter verschiedenen Lebensbedingungen und versucht hieraus Schlüsse über bestimmte Ursachen oder zumindest Risikofaktoren zu ziehen. Um aber auf dieser Basis zu Erkenntnissen zu kommen, bedarf es zweier Voraussetzungen:

1. Wir müssen über die Krebserkrankungen in unserer Bevölkerung genau informiert sein, das heißt, sie müssen fortlaufend und optimal registriert werden.
2. Es müssen exakte statistische Methoden für die Bewertung erhobener Daten zur Verfügung stehen.

Denn es ist letztlich eine nur statistisch zu beantwortende Frage, ob zum Beispiel in einer definierten sozio-ökonomischen Gruppe ein erhöhtes Risiko für Brustkrebs oder Dickdarmkrebs besteht.

Freilich haben aufmerksame Beobachter schon lange vor einer exakten epidemiologischen Krebsforschung Zusammenhänge zwischen menschlichen Geschwulsterkrankungen und bestimmten Noxen erbracht, man denke nur an Sir Percival Pott, der 1775 den Skrotalkrebs der Londoner Schornsteinfeger beschrieb, oder man denke an den Arsenkrebs der Moselwinzer, an den Blasenkrebs der Fuchsinarbeiter von Ludwigshafen, den Ludwig Rehn 1895 beschrieb.

Für die Registrierung der Krebserkrankungen stehen heute sogenannte Krebsregister zur Verfügung, für die epidemiologische Forschung sogenannte Population Based Registries, im allgemeinen staatliche Einrichtungen, die Meldungen von Ärzten, Kliniken und Pathologischen Instituten über Krebserkrankungsfälle erhalten und nach einem internationalen Schlüssel – dem sogenannten ICD-O – registrieren.

Incidenz des Lungen- u. Bronchialcarcinoms beim Mann

(ICD 162/163) nicht standardisiert

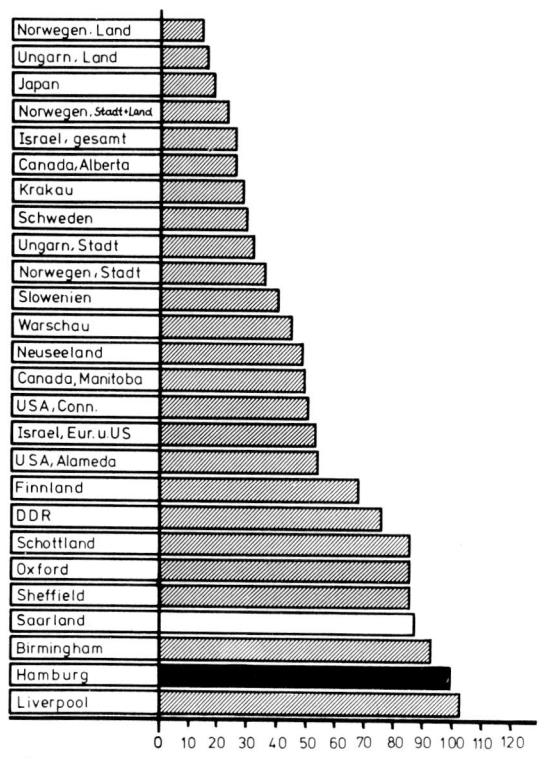

Norwegen, Land	
Ungarn, Land	
Japan	
Norwegen, Stadt+Land	
Israel, gesamt	
Canada, Alberta	
Krakau	
Schweden	
Ungarn, Stadt	
Norwegen, Stadt	
Slowenien	
Warschau	
Neuseeland	
Canada, Manitoba	
USA, Conn.	
Israel, Eur. u. US	
USA, Alameda	
Finnland	
DDR	
Schottland	
Oxford	
Sheffield	
Saarland	
Birmingham	
Hamburg	
Liverpool	

Abb. 3: Inzidenz des Lungen- und Bronchialcarcinoms.

In der Welt gibt es etwa 70 solcher Register, in der Bundesrepublik bisher nur 2: Das schon 1927 gegründete Register in Hamburg und das Krebsregister im Saarland, das seit 1967 arbeitet (7). Weitere Register sind in Baden-Württemberg und in Münster im Aufbau. Darüber hinaus gibt es krankenhausorientierte Register, sogenannte Hospitalregister, und schließlich noch die schon kurz erwähnten Organregister, die sich überwiegend als histologische Referenz-Zentren verstehen. Die epidemiologische Forschung ist aber im wesentlichen an die Arbeit der Population Based Registries gebunden. Diese Arbeit ist zur Zeit freilich in einer gewissen Schwebephase, da die neue Datenschutzgesetzgebung das Sammeln und Speichern patientenbezogener Daten in diesen Registern zunächst rechtswidrig erscheinen läßt. Im Saarland hat man daher Anfang 1978 das Krebsregister zunächst geschlossen. Es wurde vor einigen Wochen ein eigenes Krebsregistergesetz von unserem Parlament verabschiedet, das erste in Deutschland, mit dem eine neue Rechtsbasis für die Weiterarbeit dieses Registers geschaffen wurde. Alle Beteiligten sind sich darüber klar, daß Fortschritte auf dem Gebiet einer Krebsforschung am Menschen nur auf der Basis funktionierender Krebsregister erzielt werden können. Die Schaffung eines eigenen Krebsregistergesetzes im Saarland hat daher in den übrigen Bundesländern große Aufmerksamkeit gefunden. Die amtliche Statistik liefert uns bekanntlich nur Mortalitätsziffern, die auf der Auswertung von Leichenschauscheinen beruhen. Deren Aussagewert ist relativ gering. Viele notwendige Daten fehlen oder sind nicht genügend gesichert.

Was wir benötigen, sind gesicherte Daten über Neuerkrankungen an Krebs, also Inzidenzziffern. Unser Krebsregister arbeitet auf der Basis freiwilliger Mitarbeit der Ärzte und wir können sagen, daß wir so etwa 85 bis 90% der Krebserkrankungen erfassen. Über die meisten Patienten erhalten wir mehrere Meldungen, da ja meist mehrere Institutionen an der Diagnose und Therapie beteiligt sind, und so ergibt sich ein ziemlich vollständiges Bild des Einzelfalles und damit auch der verschiedenen Geschwulsttypen in unserer Bevölkerung. Unsere Daten gehen auch ein in internationale Datensammlungen, die von der IARC in Lyon, einer Organisation der WHO, herausgebracht werden unter dem Titel: „Cancer Incidence in 5 Continents" (8). Diese Datensammlungen stellen natürlich nur das Rohmaterial epidemiologischer Krebsforschung dar. Sie zeigen uns zunächst, wie unterschiedlich häufig Tumoren in den verschiedenen Regionen der Welt auftreten. Das Beispiel des Lungen- und Bronchialcarcinoms läßt erkennen, daß wir in Deutschland eine Spitzenposition einnehmen und mit den britischen Zahlen auf gleicher Höhe liegen (Abb. 3). Ich möchte an zwei Beispielen Ergebnisse epidemiologischer Krebsforschung zeigen, und zwar für den Dickdarm- und Mastdarmkrebs und für das Prostatacarcinom.

Betrachten wir uns die Verteilung des Dickdarm- und Mastdarmkrebses in der Welt, so sehen wir die höchsten Raten in Westeuropa und in den angloamerikanischen Ländern. Wir können auch sagen, in den hochindustrialisierten Ländern. Mittlere Häufigkeiten finden wir in Osteuropa und niedrige Daten in Afrika und Asien. Dabei gibt es eine interessante Ausnahme, nämlich Japan, das ja auch zu den hochindustrialisierten Ländern zählt, aber eine verhältnismäßig niedrige Inzidenz an Dickdarmkrebs hat (Abb. 4). Wie kann man von solchen Häufigkeitsunterschieden zu Aussagen über deren mögliche Ursachen kommen? Zunächst gilt es, genetische oder rassische Faktoren zu erkennen oder auszuschließen. Hier eignen sich besonders gut Studien an Immigrationsgruppen, die aus einem Land mit niedriger Inzidenz in ein Land mit hoher Inzidenz einwandern. Solche Studien wurden z. B. an Japanern

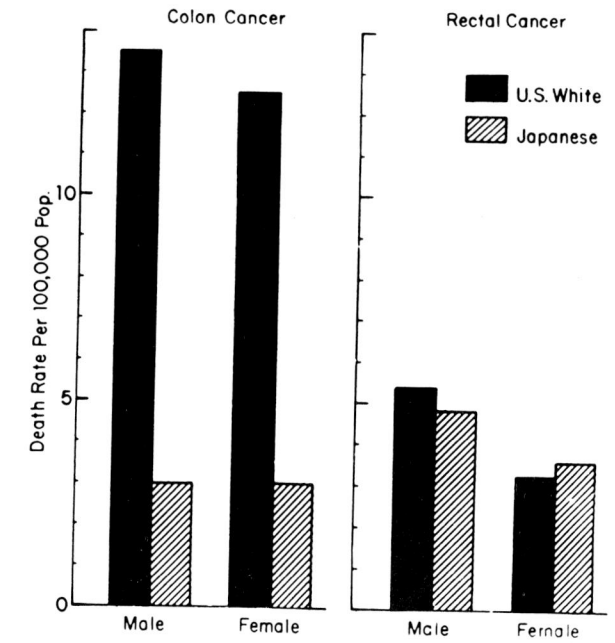

Abb. 4: Inzidenz des Colon- und Rectumcarcinoms in USA und Japan. Wynder et al. 1969.

durchgeführt, die in Hawai einwanderten (9). Innerhalb einer Generation stieg in dieser Gruppe die Inzidenz an Dickdarmkrebs auf die gleiche Höhe, wie sie in der Bevölkerung des Gastlandes schon bestand. Die gleiche Beobachtung konnte auch an polnischen Einwanderern in Australien gemacht werden (10). Auch hier kamen die Einwanderer aus einem Land mit niedriger Dickdarmkrebshäufigkeit, nämlich aus Polen, in ein Land mit hoher Inzidenz. Geändert hat sich natürlich nicht die genetische Konstitution, wohl aber die Ernährungsgewohnheiten, die sich dem westlichen Stil anpaßten. Aber auch in Japan steigt der Dickdarmkrebs an, offenbar in Abhängigkeit von der Verwestlichung der Ernährungsgewohnheiten. Japanische Dickdarmkrebskranke haben stärker amerikanische Ernährungsgewohnheiten als eine gesunde Kontrollgruppe (11). Worin liegt aber der Schlüssel solcher Feststellungen? Nun, – es konnte Folgendes gefunden werden: Bei der Zusammensetzung unserer Ernährung geht ein hoher Fleisch- und Fettverzehr parallel mit einem niedrigen Gehalt an Schlackenstoffen (12). Rein vegetarisch sich ernährende Gruppen haben eine signifikant geringere Dickdarmkrebsrate. Dies zeigt sich zum Beispiel an vegetarisch sich ernährenden Sekten in USA. Man hat daher den Darminhalt auf Menge und Zusammensetzung bei verschiedenen Bevölkerungsgruppen mit unterschiedlichen Ernährungsgewohnheiten und unterschiedlicher Dick-

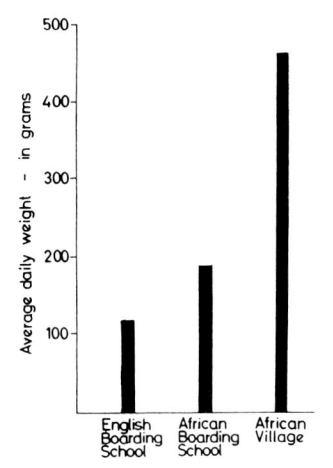

Abb. 5: Stuhlgewichte als Folge unterschiedlicher Ernährung bei südafrikanischen Schülergruppen. Burkitt 1971.

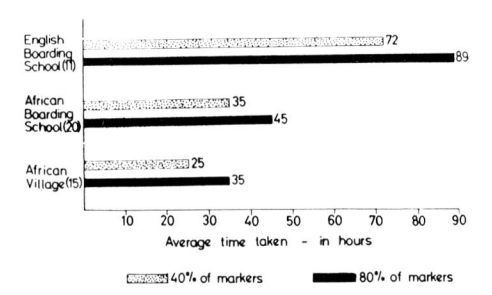

Abb. 6: Unterschiedliche Passage-Dauer des Darminhaltes in Abhängigkeit von verschiedener Ernährung. Burkitt 1971.

darmkrebshäufigkeit genau analysiert. Die Abhängigkeit des Dickdarminhaltes von der Ernährung kann an den Ergebnissen einer südafrikanischen Studie (13) gezeigt werden. Es wurden 2 Schülergruppen und eine Dorfbevölkerung untersucht. Eine Schule mit weißen Schülern mit europäischer Kost, eine Schule mit schwarzen Schülern und gemischt europäisch-afrikanischer Küche und eine afrikanische Dorfbevölkerung. Bei europäischer, proteinreicher und schlackenarmer Ernährung sind die Stuhlgewichte am niedrigsten (Abb. 5) und die Verweildauer im Darm ist am höchsten (Abb. 6). Zwischen Dickdarmkrebshäufigkeit und Armut an Schlackenstoffen bzw. Cellulosefasern im Stuhl besteht eine positive Korrelation. Je reicher der Stuhl an Schlackenstoffen und je voluminöser er ist, um so schneller ist die Darmpassage und um so geringer ist die Dickdarmkrebsrate (13). Je protein- und fettreicher unsere Ernährung

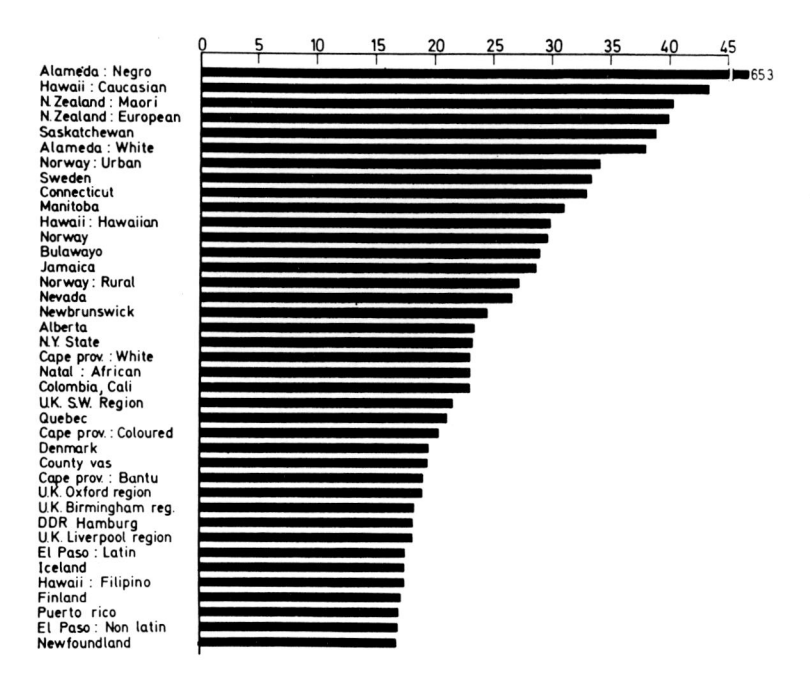

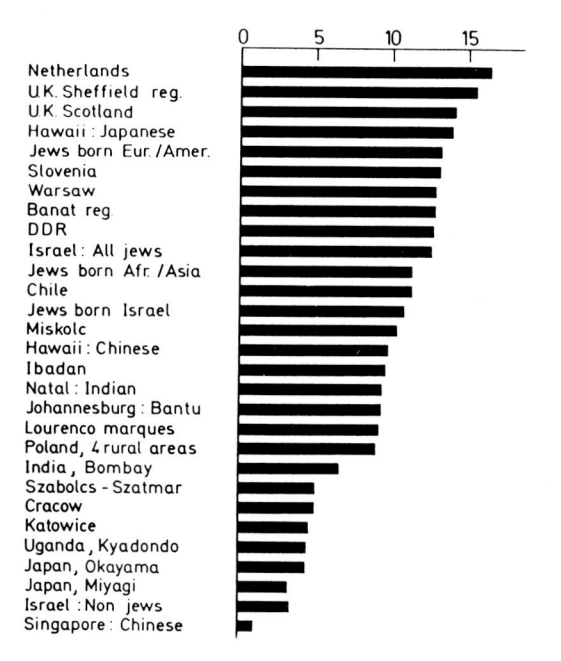

Abb. 7: Die Inzidenz des Prostatacarcinoms. Muir and Nectoux 1971[12].

Standardisierte Mortalitätsziffern des Prostata-Ca 1971
(TULINUS 1975)

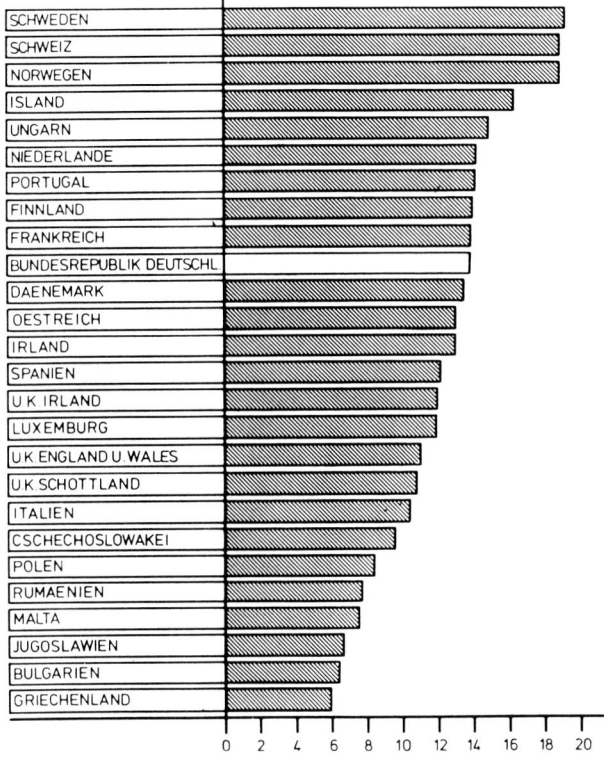

SCHWEDEN	
SCHWEIZ	
NORWEGEN	
ISLAND	
UNGARN	
NIEDERLANDE	
PORTUGAL	
FINNLAND	
FRANKREICH	
BUNDESREPUBLIK DEUTSCHL.	
DAENEMARK	
OESTREICH	
IRLAND	
SPANIEN	
U.K. IRLAND	
LUXEMBURG	
U.K. ENGLAND U. WALES	
U.K. SCHOTTLAND	
ITALIEN	
CSCHECHOSLOWAKEI	
POLEN	
RUMAENIEN	
MALTA	
JUGOSLAWIEN	
BULGARIEN	
GRIECHENLAND	

0 2 4 6 8 10 12 14 16 18 20

Abb. 8: Mortalität des Prostatacarcinoms in Europa. Tulinius 1975.

ist, um so geringer ist der Gehalt an Schlackenstoffen, die Verweildauer ist verlängert und damit auch die Kontaktzeit möglicher Cancerogene mit der Schleimhautoberfläche. Die Stuhlmenge ist gleichzeitig reduziert und die Konzentration an Cancerogenen oder cocarcinogen wirkenden Substanzen ist erhöht, wie z. B. die Gallensäure und Cholesterolmetaboliten. Obwohl hier zweifellos noch viele Fragen offen sind, so haben uns doch solche Studien ganz eindeutig gezeigt, daß der bei uns zunehmend häufiger werdende Mastdarm- und Dickdarmkrebs von der Ernährungsweise in unserer fortgeschrittenen Zivilisation abhängt, der wir damit Tribut zahlen.

Lassen Sie mich abschließend an einem Beispiel zeigen, wie der Pathologe in epidemiologische Studien einbezogen sein kann. Der Begriff einer geographischen Pathologie hat hier seine Bedeutung und umschreibt die vergleichende pathologisch-anatomische Krankheitsforschung in den verschiedenen Regionen unserer Welt. Ich möchte Ihnen von einer Studie berichten, die von der IARC, der International Agency for Research on Cancer in Lyon, einer Behörde der Weltgesundheitsorganisation, organisiert wurde. Es geht um die Epidemiologie des Prostatacarcinoms. Ähnlich wie beim Dickdarm- sehen wir auch beim Prostatacarcinom ganz unterschiedliche Inzidenzraten:

In den asiatischen Ländern ist die Morbidität und Mortalität sehr gering, in Nordeuropa, wie auch in der Bundesrepublik ist sie hoch (Abb. 7, 8).

Bisher gibt es keinerlei gesicherte Erkenntnisse über Ursachen oder Risikofaktoren des Prostatakrebses. Andererseits wissen wir, daß lebenslang stumm bleibende Krebsherde beim älteren Mann außerordentlich häufig sind. Wir sprechen vom latenten Prostatacarcinom. Wir finden es in unserem eigenen Autopsiematerial in 36% aller Männer nach dem 45. Lebensjahr. Ihre Zahl und Größe wächst mit dem Alter. Jenseits des 70. Lebensjahres haben ca. 50% unserer untersuchten Fälle ein latentes Carcinom (Abb. 9). Es handelt sich zweifellos um eminent langsam wachsende Tumoren mit einem ganz überwiegend hohen Differenzierungsgrad, die Leben und Gesundheit ihres Trägers nicht bedrohen. Aber es besteht kein Zweifel, daß es sich um echte

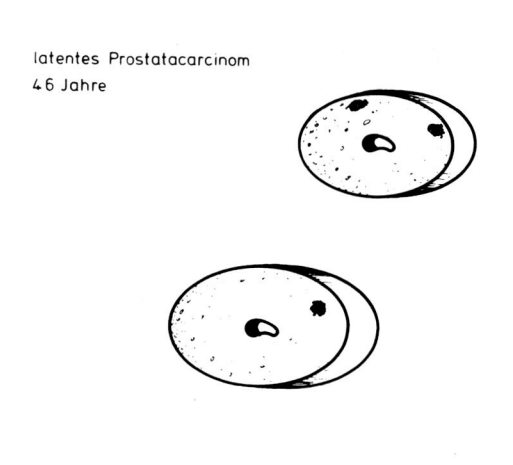

latentes Prostatacarcinom
46 Jahre

Autopsie: 45 bis 54 Jahre	n	43
latente Carcinome	n	8
< 1 cm ⌀	n	1
befallene Organscheiben	$\bar{x}$	1,8

latentes Prostatacarcinom
69 Jahre

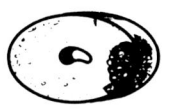

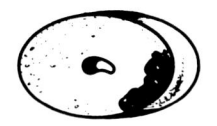

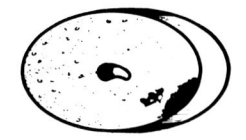

Autopsie: 65 bis 75 Jahre	n	50
latente Carcinome	n	19
<1 cm ⌀	n	6
befallene Organscheiben	x̄	2,5

Abb. 9: 2 Beispiele der Häufigkeit und Ausbreitung latenter Prostatacarcinome in verschiedenen Altersgruppen.

Krebse handelt, nur ihr Malignitätspotential ist geringer, als das jener oft rasch proliferierenden Tumoren, die unsere klinischen Statistiken und Mortalitätsziffern beherrschen.

Es war nun zu prüfen, wie sich – vergleichend – der latente Prostatakrebs in Ländern mit hoher und niedriger Prostatacarcinom-Mortalität verhält (14).

Dazu wurde eine Studiengruppe von Pathologen aus 7 Ländern gebildet (Tabelle 3), in denen die bekannten Mortalitätsziffern entweder sehr hoch waren, wie in Schweden, im Saarland und in Jamaica, oder sehr niedrig, wie in Singapore und Hong Kong. Uganda und Israel haben mittlere Sterbeziffern an Prostatakrebs.

Die routinemäßig gewonnenen Organe wurden nach einem genau festgelegten Schema in den verschiedenen Laboratorien bearbeitet und histologisch untersucht. Es wurden nur solche Fälle ausgewertet, bei denen zu Lebzeiten nie ein Prostatacarcinom nachgewiesen wurde. Zusammen mit einem Proto-

```
    SI      H              I  U           Ja  G         SW
    |       |              |  |           |   |          |
├───┼───────┼───────┼──────┼──┼─────┼─────┼───┼─────┼────┼───┤
  -0,6    -0,4    -0,2    0,0        0,2        0,4       0,6
         ─────────────        ─────────       ─────────────
```

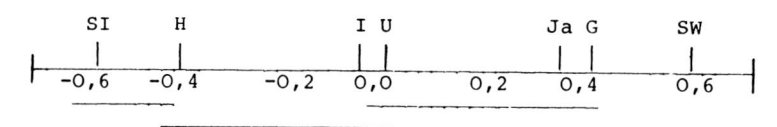

Regressionskoeffizienten für die geographische Häufigkeitsverteilung <u>aller</u> latenten Carcinome.

SI = Singapore
H = Hong Kong
I = Israel
U = Uganda
Ja = Jamaica
G = Deutschland
SW = Schweden

├─────────┤ = keine statistisch signifikanten Differenzen zwischen den unterstrichenen Ländern ($p < 0,05$)

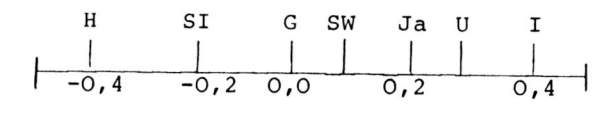

```
     H        SI       G   SW    Ja       U        I
     |        |        |   |     |        |        |
├────┼────────┼────────┼───┼─────┼────────┼────────┼────┤
   -0,4     -0,2      0,0        0,2              0,4
   ──────────────             ──────────────────────────
```

Regressionskoeffizienten für die geographische Häufigkeitsverteilung der <u>kleinsten</u> Krebsherde.

H = Hong Kong
SI = Singapore
G = Deutschland
SW = Schweden
Ja = Jamaica
U = Uganda
I = Israel

├─────────┤ = keine statistisch signifikanten Differenzen zwischen den unterstrichenen Ländern ($p < 0,05$)

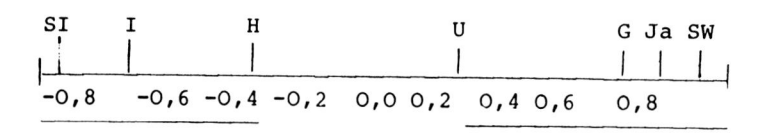

```
  SI    I      H              U            G  Ja  SW
  |     |      |              |            |  |   |
├─┼─────┼──────┼──────┼───────┼──────┼─────┼──┼───┼─┤
 -0,8 -0,6  -0,4   -0,2    0,0    0,2   0,4  0,6  0,8
 ──────────────────                          ─────────
```

Regressionskoeffizienten für die Häufigkeitsverteilung der <u>grösseren</u> Krebsherde.

SI = Singapore
I = Israel
H = Hong Kong
U = Uganda
G = Deutschland
Ja = Jamaica
SW = Schweden

├─────────┤ = keine statistisch signifikanten Differenzen zwischen den unterstrichenen Ländern ($p < 0,05$)

Abb. 10: Geographische Häufigkeitsverteilung des latenten Prostatacarcinoms. Breslow et al. 1977.

Tabelle 3

Region	Zahl der Fälle
Israel	143
Hongkong	173
Uganda	150
Jamaica	168
Schweden	306
Deutschland	145
Singapur	242
Gesamt	1327

koll gingen die Präparate nach Lyon und wurden nach einem strikt randomisierten Verfahren unter den beteiligten Pathologen so verteilt, daß kein Untersucher die Herkunft des Materials und die vorher gestellte Diagnose kannte.

Die damit notwendigerweise entstehenden Differenzen in der Beurteilung wurden im Rahmen eines Meetings bis auf wenige Fälle ausgeräumt. War die Differenz in der Beurteilung nicht auszuräumen, wurde die Meinung des zweiten Pathologen akzeptiert. Es kam schließlich folgendes heraus (Tabelle 4): 961 Fälle waren negativ, 331 aber positiv und in 35 Fällen blieb der Befund zweifelhaft.

Tabelle 4

Negativ	961
Zweifelhaft	35
Positiv	331
Latente Carcinome	

Untersucht man die Häufigkeitsverteilung aller positiven Fälle mit einer Regressionsanalyse (Abb. 10), so liegen die asiatischen Regionen Singapore und Hong Kong am niedrigsten, die beiden europäischen Regionen liegen zusammen mit Jamaica an der Spitze. Wertet man nur die sehr klein gebliebenen Krebsherde aus, so ergeben sich zwischen den 7 Regionen keine statistischen Häufigkeitsunterschiede. Nimmt man aber nur die größeren Krebsherde, so sind eindeutig 2 Gruppen zu unterscheiden: Wieder liegen Singapore und Hong Kong in der Gruppe geringer Häufigkeit. Hinzu tritt jetzt auch Israel. Die Gruppe mit großer Häufigkeit wird wieder von

Schweden, Deutschland und Jamaica gebildet, während Uganda eine Mittelstellung einnimmt. Es zeigt sich also, daß kleine latente Krebsherde in allen untersuchten Populationen ohne signifikante Häufigkeitsunterschiede vorkommen, während die größeren Tumoren dort am häufigsten sind, wo auch die klinisch manifesten Carcinome und die Mortalitätsziffern hoch sind, nämlich in Schweden, in Deutschland und in Jamaica.

Diese Befunde lassen zwei Deutungen zu: Entweder werden in den Populationen Schwedens, Deutschlands und Jamaicas Faktoren wirksam, die latente kleine Krebsherde zum Wachstum bringen – oder es gibt in den chinesischen Populationen und in der jüdischen Bevölkerung wachstumshemmende Faktoren, die das Risiko, an einem Prostatakrebs zu erkranken, vermindern.

Eine Antwort darauf, welche Deutung richtig sein könnte, haben wir bis jetzt nicht, weil wir auch noch nichts über etwaige Risikofaktoren wissen.

Die Studie hat mehrere Jahre Arbeit erfordert und bringt uns letztlich nur ein kleines Stück in der Erkenntnis vorwärts. Insofern ist sie ein gutes Beispiel für die Mühseligkeit, die eine solche Krebsforschung bedeutet. Sie schärft uns auch den Blick für die Grenzen unseres Wissens.

Das Krebsproblem wird sich uns nur weiter enthüllen, wenn wir geduldig Mosaikstein an Mosaikstein setzen. Dabei wird immer der Mensch, der mühselige und beladene, im Mittelpunkt der Forschung stehen müssen.

Literatur

(1) Grundmann, E.: Geschwülste, Morphologie, Epidemiologie, Immunologie. In: Handbuch Allg. Path. VI Bd. 5. Teil, Springer-Verlag, Berlin-Heidelberg-New York (1974).
(2) Virchow, R.: Die krankhaften Geschwülste. 30 Vorlesungen, Berlin 1862/63.
(3) WHO (World Health Organization), International Classification of Diseases for Oncology. Genève 1976.
(4) Heitz, Ph. H. Moser and J. J. Staub: Thyroid cancer. Cancer 37, 2329–2337 (1976).
(5) Franssilla, K.: Value of histologic classification of thyroid cancer. Acta path. microbiol. scand. [A] 225: Suppl. 1–76 (1971).
(6) UICC (Union internationale contre le cancer): TNM Klassifizierung der malignen Tumoren. 2. Aufl. Springer-Verlag, Berlin-Heidelberg-New York 1976.
(7) Saarländische Krebsdokumentation 1972–1974. Einzelschriften zur Statistik des Saarlandes, No. 51, Saarbrücken 1976.
(8) UICC (Union internationale contre le cancer): Cancer Incidence in 5 Continents, Vol. II. 1970, Vol. III, 1976. IARC, Lyon, 1976.
(9) Haenszel, W. and M. Kurihara: Studies of Japanese migrants. J. Nat. Cancer Inst. 40, 43–68 (1968).
(10) Wynder, E. L. and B. S. Reddy, Etiology of Cancer of the Colon. In: Colon Cancer, Cancer Compaign, Vol. 2, Gustav Fischer Verlag. Stuttgart-New York, 1978.
(11) Wynder, E. L., T. Kajitani, S. Ishikawa, H. Dodo and A. Takano: Environmental Factors of Cancer of the Colon and Rectum. Cancer 23, 1210–1220 (1969).
(12) Modan, B., V. Barell, F. Lubin, M. Modan, R. A. Greenberg and S. Graham: Low fiber intake as an etiologic factor in cancer of the colon. J. Nat. Cancer Inst. 55, 15 (1975).
(13) Burkitt, D. P.: Epidemiology of cancer of the colon and rectum. Cancer 28, 3–13 (1971).
(14) Breslow, N., C. W. Chan, G. Dhom, R. A. B. Drury, L. M. Franks, B. Gellei, Y. S. Lee, S. Lundberg, B. Sparke, N. H. Sternby and H. Tulinius: Latent carcinoma of prostate at autopsy in seven areas. Int. J. Cancer 20, 680–688 (1977).
(15) WHO (World Health Organization): Types histologiques des tumeurs du corps thyroide. Genève 1974.
(16) Muir, C. S. and J. Nectoux: The occurence of prostatic cancer. A worldwide survey. Epidemiologic Unit. IARC, Lyon 1971.

ABHANDLUNGEN DER AKADEMIE DER WISSENSCHAFTEN UND DER LITERATUR

MATHEMATISCH-NATURWISSENSCHAFTLICHE KLASSE

Jahrgang 1966

1. Wolfram Ostertag, Chemische Mutagenese an menschlichen Zellen in Kultur. 124 S., 34 Abb. und 32 Tab., DM 12,–
2. Ferdinand Claussen und Franz Steiner, Zwillingsforschung zum Rheuma-Problem. 198 S. mit 8 Tab., DM 18,60
3. Otto H. Schindewolf, Studien zur Stammesgeschichte der Ammoniten. 131 S., Lieferung V. mit 95 Abb. im Text, DM 12,40
4. Wilhelm Troll und Focko Weberling, Die Infloreszenzen der Caprifoliaceen und ihre systematische Bedeutung. 151 S., 76 Abb., DM 14,20
5. Hildegard Schiemann, Über Chondrodystrophie (Achondroplasie, Chondrodysplasie). 61 S. mit 13 Tab. und 19 Abb., DM 5,80
6. Harm Glashoff, Endogene Dynamik der Erde und die Diracsche Hypothese. 31 S. mit 9 Abb., DM 4,80
7. Hubert Forestier und Marc Daire, Anomalies de réactivité chimique aux points de transformation magnétique des corps solides. 15 S. mit 8 Abb., DM 4,80
8. Otto H. Schindewolf, Studien zur Stammesgeschichte der Ammoniten, 89 S., Lieferung VI, mit 43 Abb. im Text, DM 8,40

Jahrgang 1967

1. Carl Wurster, Chemie heute und morgen, 16 S., DM 4,80
2. Walter Scholz, Serologische Untersuchungen bei Zwillingen. 26 S. mit 6 Tab., DM 4,80
3. Pascual Jordan, Über die Wolkenhülle der Venus. 7 S., DM 4,80
4. Widukind Lenz, Lassen sich Mutationen verhüten? 15 S. mit 6 Abb. und 2 Tafeln, DM 4,80
5. Otto Haupt und Hermann Künneth, Über Ketten von Systemen von Ordnungscharakteristiken. 24 S., DM 4,80
6. Klaus Dobat, Ein bisher unveröffentlichtes botanisches Manuskript Alexander von Humboldts: Über „Ausdünstungs Gefäße" (= Spaltöffnungen) und „Pflanzenanatomie" sowie „Plantae subterraneae Europ. 1794. cum Iconibus", 25 S. mit 13 Abb. und 4 Tafeln, DM 4,80
7. Pascual Jordan und S. Matsushita, Zur Theorie der Lie-Tripel-Algebren. 13 S., DM 4,80
8. Otto H. Schindewolf, Analyse eines Ammoniten-Gehäuses. 54 S., mit 2 Abb. im Text und 16 Tafeln, DM 13,–
9. Adolf Seilacher, Sedimentationsprozesse in Ammonitengehäusen. 16 S. mit 5 Abb. und 1 Tafel, DM 4,80

Jahrgang 1968

1. Heinrich Karl Erben, G. Flajs und A. Siehl, Über die Schalenstruktur von Monoplacophoren. 24 S. mit 3 Abb. im Text und 17 Tafeln, DM 9,–
2. Pascual Jordan, Zur Theorie nicht-assoziativer Algebren. 14 S., DM 4,80
3. Otto H. Schindewolf, Studien zur Stammesgeschichte der Ammoniten. 181 S. mit 39 Abb. im Text DM 28,40
4. Heinrich Ristedt, Zur Revision der Orthoceratidae. 77 S. mit 5 Tafeln, DM 14,–
5. Pascual Jordan, S. Matsushita, H. Rühaak, Über nichtassoziative Algebren, 19 S., DM 4,80

Jahrgang 1969

1. Pascual Jordan und H. Rühaak, Neue Beiträge zur Theorie der Lie-Tripel-Algebren und der Osborn-Algebren. 13 S., DM 4,80
2. Otto Haupt, Über das Verhalten ebener Bogen in signierten, symmetrischen Scheiteln. 32 S., DM 5,–
3. Pascual Jordan und H. Rühaak, Über einen Zusammenhang der Lie-Tripel-Algebren mit den Osborn-Algebren. 8 S., DM 4,80
4. Otto H. Schindewolf, Über den „Typus" in morphologischer und phylogenetischer Biologie. 77 S. mit 10 Abb. im Text, DM 12,–
5. Peter Ax und Renate Ax, Eine Chorda intestinalis bei Turbellarien *(Nematoplana nigrocapitula)* als Modell für die Evolution der Chorda dorsalis. 26 S., DM 4,80
6. Winfried Haas und Hans Mensink, Asteropyginae aus Afghanistan (Trilobita). 62 S. mit 5 Tafeln und 14 Abb., DM 11,20

Jahrgang 1970

1. Gerhard Lang, Die Vegetation der Brindabella Range bei Canberra. Eine pflanzensoziologische Studie aus dem südostaustralischen Hartlaubgebiet. 98 S. mit 18 Abb., 17 Tabelle und 10 Figuren auf Tafeln, DM 20,60
2. Otto H. Schindewolf, Stratigraphie und Stratotypus. 134 S. mit 4 Abb. im Text, DM 26,–
3. Hanno Beck, Germania in Pacifico. Der deutsche Anteil an der Erschließung des Pazifischen Beckens. 95 S. mit 2 Abb. im Text, DM 16,–
4. Helmut Hutten, Untersuchung nichtstationärer Austauschvorgänge in gekoppelten Konvektions-Diffusions-Systemen (Ein Beitrag zur theoretischen Behandlung physiologischer Transportprozesse). 58 S. mit 11 Abb., DM 16,–
5. Anton Castenholz, Untersuchungen zur funktionellen Morphologie der Endstrombahn. Technik der vitalmikroskopischen Beobachtung und Ergebnisse experimenteller Studien am Iriskreislauf der Albinoratte. 181 S. mit 96 Abb., DM 68,–

Jahrgang 1971

1. Pascual Jordan, Diskussionsbemerkungen zur exobiologischen Hypothese. 28 S., DM 4,80
2. H. K. Erben und G. Krampitz, Eischalen DDT-verseuchter Vögel: Ultrastruktur und organische Substanz. 24 S. mit 12 Tafeln, DM 8,40
3. Otto H. Schindewolf, Über Clymenien und andere Cephalopoden. 89 S. mit 10 Abb. im Text und 2 Tafeln, DM 20,–

Jahrgang 1972

1. R. Laffite, W. B. Haberland, H. K. Erben, W. H. Blow, W. Haas, N. F. Hughes, W. H. C. Ramsbottom, P. Rat, H. Tintant, W. Ziegler, Internationale Übereinkunft über die Grundlagen der Stratigraphie, 24 S., DM 6,20
2. Karl Hans Wedepohl, Geochemische Bilanzen. 18 S., DM 4,80
3. Walter Heitler, Wahrheit und Richtigkeit in den exakten Wissenschaften. 22 S., DM 4,80
4. O. Haupt und H. Künneth, Ordnungstreue Erweiterung ebener Bogen und Kurven vom schwachen Ordnungswert Drei. 37 S., DM 10,40
5. Carl Troll und Cornel Braun, Madrid. Die Wasserversorgung der Stadt durch Qanate im Laufe der Geschichte. 88 S. mit 18 Abb. im Text und 1 Karte, DM 22,–
6. Heinrich Karl Erben, Ultrastrukturen und Dicke der Wand pathologischer Eischalen, 26 S. mit 7 Tafeln, DM 12,–
7. Ernst Hanhart, Nachprüfung des Erfolges von 30 eugenischen Beratungen bei geplanten Vetternehen, 32 S., DM 8,50
8. Wolfgang Barnikol, Zur mathematischen Formulierung und Interpretation von Ventilationsvorgängen in der Lunge. Ein neues Konzept für die Analyse der Ventilationsfunktion. 55 S. mit 9 Abb., DM 16,–

Jahrgang 1973

1. F. Lotze, Geologische Karte des Pyrenäisch-Kantabrischen Grenzgebietes 1:200000, 22 S. und 3 Karten, DM 12,50
2. Eugen Seibold, Vom Rand der Kontinente, 23 S. mit 16 Abb., DM 8,60

Jahrgang 1974

1. O. E. H. Rydbeck, Radioastronomischer Nachweis von interstellaren CH-Radikalen. 24 S. mit 9 Abb., DM 9,20

Jahrgang 1975

1. Klaus Bandel, Embryonalgehäuse karibischer Meso- und Neogastropoden (Mollusca). 175 S. mit 16 Abb. und 21 Tafeln, DM 48,20
2. Ingrid Henning, Die La Sal Mountains, Utah. Ein Beitrag zur Geoökologie der Colorado-Plateau-Provinz und zur vergleichenden Hochgebirgsgeographie. 104 S. mit 14 Abb. und 28 Photos, DM 30,60
3. Wilhelm Lauer, Vom Wesen der Tropen, Klimaökologische Studien zum Inhalt und zur Abgrenzung eines irdischen Landschaftsgürtels. 52 S. mit 26 Abb., 30 Photos und einer Farbkarte, DM 30,20
4. Gernot Gräff, Prüfung der Gültigkeit eines physikalischen Gesetzes. 14 S. mit 3 Abb., DM 6,20

Jahrgang 1976

1. Walter Heitler, Über die Komplementarität von lebloser und lebender Materie. 21 S. DM 6,80
2. Focko Weberling, Die Pseudostipeln der Sapindaceae. 27 S. mit 11 Abb., DM 9,80
3. O. Hachenberg und U. Mebold, Die Struktur und der physikalische Zustand des interstellaren Gases aus Beobachtungen der 21 cm HI-Linie. 36 S. mit 16 Abb., DM 18,20

Jahrgang 1977

1. Dieter Klaus, Klimafluktuationen in Mexiko seit dem Beginn der meteorologischen Beobachtungsperiode. Studien über Klimaschwankungen und Vegetationsdynamik in Mexiko. Teil I. 81 S. mit 25 Abb., DM 28,–

Jahrgang 1979

1. Wilhelm Lauer und Peter Frankenberg, Zur Klima- und Vegetationsgeschichte der westlichen Sahara. 61 S. mit 25 Abb., DM 24,40
2. Günter Ludwig, Wie kann man durch Physik etwas von der Wiklichkeit erkennen? 16 S., DM 5,20
3. Günter Lautz, Miniaturisierung ohne Ende? 42 S. mit 38 Abb., DM 14,80
4. Georg Dhom, Aufgaben und Ziele einer Krebsforschung am Menschen. 42 S. mit 10 Abb., DM 14,80